Barbara Rütting
**Gesunde Ernährung
kurz** & **bündig**

Barbara Rütting

# Gesunde Ernährung
# kurz & bündig

Meine **besten** Tipps

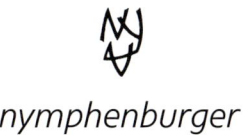

*nymphenburger*

Die in diesem Buch vorgestellten Rezepte sind von der Autorin und dem Verlag sorgfältig geprüft und haben sich in der Praxis bewährt. Dennoch kann keine Garantie für das Ergebnis der Rezepte übernommen werden. Der Verlag und die Autorin schließen jegliche Haftung für Gesundheits- sowie Personenschäden aus.

2. Auflage 2013

© 2008 nymphenburger in der
F.A. Herbig Verlagsbuchhandlung GmbH, München
Alle Rechte vorbehalten.
Umschlaggestaltung: Wolfgang Heinzel, unter Verwendung
eines Fotos von Norbert Hellinger, München
Satz: Walter Typografie & Grafik GmbH, Würzburg
Gesetzt aus 10/14 Optima
Druck und Binden: Offizin Andersen Nexö, Leipzig
Printed in Germany
ISBN 978-3-485-01157-0

www.nymphenburger-verlag.de

# Inhalt

# Vorwort

Sie wollten schon längst etwas für Ihre Gesundheit tun und Ihre Ernährung umstellen? Warum nicht heute damit beginnen!

Es lohnt sich, ich spreche aus Erfahrung. So gut wie alle Ernährungsformen habe ich ausprobiert und bin immer wieder bei einer gelandet: der Vollwertkost. Da müssen Sie weder Kalorien zählen noch sich auf die Waage stellen oder sich gar um Ihren „Body-Mass-Index" kümmern, es gibt auch keinen Jo-Jo-Effekt. Sie hören auf nichts anderes als Ihren eigenen Körper, der, zunehmend sensibilisierter, anzeigt, was er braucht und was nicht. Nach einiger Zeit wird sich eine Art Essbremse einstellen, die ankündigt: Genug!

**Es lohnt sich, die Ernährung umzustellen**

Übrigens: Die meisten Menschen essen zu viel und trinken zu wenig. Der Mensch lebt im Allgemeinen nur von einem Drittel dessen, was er isst – von den anderen beiden Dritteln leben die Ärzte!

Ich litt im Alter von 30 Jahren an Rheuma und allen möglichen anderen Zipperlein und habe diese nur durch die Umstellung auf eine (allerdings vegetarische) Vollwertkost in den Griff bekommen.

Es gilt, den Anteil an tierischem Eiweiß drastisch zu reduzieren, alles vom toten Tier, also Fleisch und Wurst zu streichen, aber auch die Milchprodukte einzuschränken und – wenn überhaupt – aus biologischem Anbau von artgerecht gehaltenen Tieren zu beziehen. Ich behaupte – wieder aus Erfahrung: 10 % Bio – das kann jedeR! Wenn nämlich vernünftig eingekauft wird, das heißt regional und saisonal, also nicht Erdbeeren und Spargel zu Weihnachten, sondern wenn diese Köstlichkeiten bei uns wachsen. Dann schmecken sie ja auch viel besser! Und dem Klimaschutz ist ebenfalls damit gedient. Denn: 1 kg Erdbeeren, mit dem Flugzeug aus Übersee transportiert, verursachen einen Ausstoß von 11 000 g $CO_2$, die gleiche Menge im Lkw aus der Umgebung gerade mal 60 g $CO_2$.

Wussten Sie, dass 80 % der durch die Landwirtschaft verursachten $CO_2$-Mengen auf das Konto der Rinderhaltung gehen? Und dass 7 – 10 kg pflanzliches Eiweiß als Futtermittel verbraucht werden, damit 1 kg tierisches Eiweiß entstehen kann? Der Umweg über das Tier ist also eine enorme Verschwendung.

**Betreiben wir Politik mit dem Einkaufskorb!** Betreiben wir doch Politik mit dem Einkaufskorb! Hinzu kommt, dass heute in Deutschland bereits ca. 80 Milliarden Euro jährlich für die Behandlung ernährungsbedingter, sprich durch falsche Ernährung hervorgerufener Krankheiten ausgegeben werden.

Eine Umstellung in Richtung vegetarischer Vollwertkost kommt Ihrer Gesundheit zugute, den im ökologischen Anbau artgerecht

8

gehaltenen Tieren, der Umwelt und letzten Endes auch den Menschen in den armen Ländern. Denn:

*„Die Erde hat genug für jedermanns Bedürfnisse, aber nicht für jedermanns Gier"* – sagte der große Menschenfreund Mahatma Gandhi.

Geiz ist geil – dieser dumme Slogan sollte endlich ersetzt werden durch *„Klasse statt Masse".*

Unsere Speisen müssen köstlich schmecken, hinreißend aussehen *und* gesund sein!
Oder wie es die berühmte Teresa von Avila ausgedrückt hat: *„Tu deinem Körper Gutes, damit deine Seele Lust hat, darin zu wohnen!"*

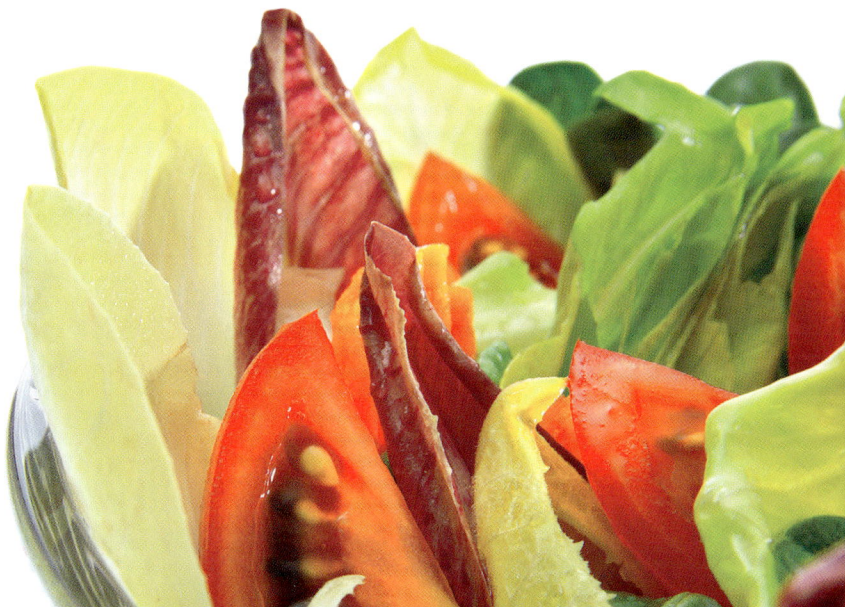

# Vollwertkost – auf was es dabei ankommt

Vier Dinge sollten Sie meiden – vier Dinge sollten Sie täglich zu sich nehmen, wenn Sie gesund bleiben oder wieder gesund werden wollen! Denn wie mein Lehrer Dr. med. Max Otto Bruker sagte: „Die meisten Zivilisationskrankheiten sind ernährungsbedingt."

**Zivilisationskrankheiten oft ernährungsbedingt**

Was Sie meiden sollten:
1. Jede Fabrikzuckerart (weißer oder brauner Zucker, Traubenzucker, Fruchtzucker etc.) und damit gesüßte Nahrungsmittel;
2. Auszugsmehl und alle Produkte daraus (das heißt alle Mehlprodukte, die nicht aus Vollkorn hergestellt sind);
3. Fabrikfette (z. B. Margarine, spezielle Bratfette, erhitzte Öle);
4. Säfte, gekochtes Obst (gilt besonders für Leber-, Galle-, Magen- oder Darmempfindliche).

Was Sie täglich essen sollten:
1. Frisches rohes Getreide (als Vollkornbrei);
2. Vollkornprodukte (Vollkornbrot, Vollkornnudeln, Vollkorngebäck);

3. Frischkost (Salate aus rohem Obst und Gemüse);
4. natürliche Fette (Butter, Sahne, kaltgepresste Öle).

## Die Frischkost

Wichtigster Bestandteil der Vollwertkost ist die Frischkost.
Frischkost heißt so viel wie Rohkost. Aber roh allein genügt eben
nicht, das Rohe sollte darüber hinaus noch möglichst frisch sein.

Hier ein paar Grundregeln:

- Frischkost sollte immer zu Beginn der Mahlzeit gegessen werden, weil sie so am besten ihre vitalisierenden Eigenschaften entfalten kann.
- Ein Drittel bis die Hälfte der täglichen Nahrung sollte aus Frischkost bestehen. **Frischkost: mindestens ein Drittel der täglichen Nahrung**
- Obst und Gemüse sollte so frisch wie möglich sein und aus biologischem Anbau stammen.
- Obst und Gemüse möglichst mit der Schale verzehren, z.B. Gurken, Möhren, rote Rüben.
- Gemüse und Obst nie lange im Wasser liegen lassen, kurz waschen oder bürsten (Gemüsebürste verwenden).
- Nur naturbelassene sogenannte kaltgepresste Öle wie Sonnenblumen-, Distel-, Oliven-, Sesam-, Kürbiskernöl verwenden.
- Für die Soße nehmen Vollwertköstler außer Öl, Zitronensaft, Obstessig, Weinessig auch süße oder saure Sahne, Joghurt,

Quark, Schlagsahne, Sauerkrautsaft oder den Saft von milch-
sauer eingelegten Gemüsen.

- Gesüßt wird in der Vollwertküche mit Honig und süßen frischen Früchten, nur gelegentlich mit eingeweichten Trockenfrüchten.
- Gesalzen wird mit Steinsalz bzw. Kristallsalz oder Kräutersalz.
- Verschwenderisch mit frischen und getrockneten Kräutern,
Zwiebeln, Knoblauch, Meerrettich und Wildkräutern umge-
hen. Wildkräuter sind besonders vitalstoffreich. Auch mal mit
etwas Senf oder Sojasoße (Tamari) würzen.
- Im Winter viel gekeimte Samen verwenden.

### Die Zubereitung

Bei der Zubereitung von Frischkost, von Salaten und Vorspeisen,
sollte grundsätzlich Artenvielfalt das Ziel sein, d.h. Blatt-, Blüten-,
**Frischkost** Frucht-, Knollen-, Wurzel- und Zwiebelgemüse so-
**möglichst** wie Kräuter sollten im Wechsel und in Kombination
**abwechs-** angeboten werden, ergänzt durch Obst, möglichst
**lungsreich** aus ökologischem Anbau.

Am einfachsten ist die Anordnung auf einzelnen Salattellern (pro
Person) oder auf der Platte. So genügt eine Soße, und ein even-
tueller Rest kann (ohne Soße) gut in einem verschließbaren Ge-
fäß aufbewahrt werden.

Gemüse und Obst werden geschnitten bzw. auseinanderge-
zupft, nur harte Wurzeln geraffelt.

12

Ein Beispiel: Blattgemüse als Unterlage; geraffelte Möhren mit fein geschnittenem Apfel in die Mitte häufen; rundherum Scheiben von Gurken, Tomaten und Radieschen anordnen, darauf dünne Zwiebelhalbringe oder Zwiebelgrün, zerschnitten. Auf die Möhren reichlich gehackte Petersilie streuen.

Dieses Beispiel enthält: Blatt-, Frucht-, Wurzel- und Zwiebelgemüse und Kräuter. Es passt eine Essig-Öl-Senf-Soße oder eine Zitronen-Mandel-Soße dazu, die besser separat gereicht wird.

## Wie schnell gesund mit Vollwertkost?

Oft werde ich gefragt, wie lange es dauert, bis sich nach Umstellung auf Vollwertkost das gesundheitliche Gesamtbefinden verbessert.

Da gibt es natürlich keine Regel. Es kommt darauf an, wie lange jemand seinen Körper durch falsche Ernährung und Lebensweise malträtiert hat. Die Folgen 20-jähriger Fehlernährung lassen sich nicht von heute auf morgen aus der Welt schaffen.

Nach meiner Erfahrung gibt es Sofortreaktionen, mittel- und langfristige Auswirkungen. Die Sofortreaktionen sind: gute Verdauung, bessere Laune **Sofortreaktionen oft schon nach Tagen** und Nerven, größere Vitalität (oft schon nach Tagen). Die mittelfristigen Auswirkungen: Verschwinden von Herz- und Kreislaufbeschwerden, festeres Zahnfleisch, schönere Haut, Nägel und Haare, besserer Schlaf, mehr Lebensfreude.

13

Zu den langfristigen Auswirkungen gehören nach meiner Erfahrung der Abbau von Ablagerungen im Körper (Cellulitis), die Besserung rheumatischer Versteifungen, auch Rückenbeschwerden, verminderte Neigung zu Erkältungen.

Bei mir hat das etwa zehn Jahre gedauert. Die Neigung zu Erkältungen allerdings ließ erst nach bei drastischer Kürzung des Anteils an tierischem Eiweiß in der Nahrung, also auch Einschränkung von Eiern, Quark und anderen Milchprodukten – Fleisch und Fisch hatte ich ja schon sehr viel früher weggelassen. Einige Deformationen in Gelenken und im Rücken waren nicht mehr rückgängig zu machen. Gut wäre es, wenn die Ernährungsumstellung einhergeht mit regelmäßiger Gymnastik, Atemübungen (Yoga), Sauna und Massagen. Mit richtiger Atmung können Sie viele Krankheiten wegatmen.

**Gesundheitliche Fortschritte auch noch nach zehn Jahren**

### Geräte in der Vollwertküche – das Allerwichtigste
Sehr hilfreich:
- ein elektrisches Handrührgerät
- Dünsttöpfe, die Gemüse schonend und mit wenig Flüssigkeit garen
- verschiedene Stielpfannen zum Braten von Getreideküchlein, Eierkuchen etc.
- feuerfeste Formen in verschiedenen Größen und Formen (oval, rechteckig, rund)

14

- Backformen, Springformen und Kuchenbleche
- eine Getreidemühle, je nach Haushaltsgröße elektrisch oder handbetrieben
- eine Flockenquetsche

## Zutaten – das sollte man beachten

- Pfeffer bedeutet immer: frisch gemahlen aus der Mühle.
- Knoblauch bedeutet immer: frisch durch die Presse gedrückt.
- Bei Semmelbröseln Vollkornbrösel verwenden.
- Geriebener Käse bedeutet immer: frisch gerieben
- Backpulver bedeutet immer: Backpulver mit natürlichem Weinstein.
- Eier: sollten nur von frei laufenden Hühnern sein.
- Zitrusfrüchte sollten aus ökologischem Anbau, Trockenobst immer ungeschwefelt sein.
- Ein gutes pflanzliches Geliermittel ist Apfelpektin.
- Als Bindemittel empfiehlt sich Reismehl, zum Binden von kalten Flüssigkeiten Johannisbrotkernmehl.
- Carobpulver kann statt Kakao verwendet werden.
- Galgant ist die pulverisierte Wurzel der Galgantpflanze, von curryähnlichem Geschmack und herzstärkend.

# Ideen für die täglichen Mahlzeiten

Diese Vorschläge für ein vollwertiges Frühstück, Mittag- und Abendessen habe ich einmal im Hessischen Rundfunk präsentiert – die Resonanz bei den Zuhören war groß. Ich hoffe, Sie werden sich ebenfalls dafür begeistern.

### Was gibt's zum Frühstück?

Was macht man, wenn man genussvoll essen will und einem gleichzeitig die Vorzüge einer vegetarischen Ernährungsweise einleuchten? Ab heute überhaupt kein Fleisch mehr oder langsam vorgehen? Was gibt es zum Frühstück?

**Beim Früh-** *Mein Ratschlag:* Vor allem variieren. Ideal ist ein
**stück am** Frischkorngericht, also ein selbst gemachtes Müsli –
**besten** mit geriebenem Apfel und Obst der Saison, Nüssen,
**variieren** Mandeln, etwas Zitronensaft und Sahne. Eine Energiebombe!

Sonntags backe ich Vollkornwaffeln. Lieben Kinder und auch erwachsene Gäste!

Frisch gemahlener Dinkel wird mit Wasser angerührt, kurz quellen lassen, dazu etwas Sahne – und ab ins Waffeleisen. Schmeckt super mit Butter, Honig, Zimt, Vanille oder Datteln.

*Oder:* warmer Hirsebrei mit Pflaumenmus. Gut fürs Bindegewe-
be, gegen Cellulitis.
Diese Gerichte schmecken toll, machen gute Laune und halten
lange fit.
Als Tee eignet sich Rosmarintee, er regt den Kreislauf an.

Probieren Sie doch mal
*Barbaras Wundermüsli*
*Zutaten pro Person:*
Je 1 EL geflockter Nackthafer und geflockte Hirse (beides muss
nicht über Nacht eingeweicht werden wie z. B. Dinkel) • 1 geriebener oder gewürfelter Apfel • 1 EL am Abend vorher einge-
weichte, zerkleinerte Feigen • frisches Obst der Saison • etwas
Honig • 1 EL Nüsse • 1 Prise Salz • 1 EL Sesam • etwas Wasser
zum Befeuchten • Sahne

Die Zutaten mischen, am Schluss mit der Sahne übergießen.
Wenn ich zu Hause bin, röste ich den Sesam in trockener Pfanne kurz an.
Dieses Müsli morgens gegessen – und Ihr Tag ist **Müsli: Der**
eine wahre Wonne. Der Gewinn an Vitalität ist **Gewinn an**
enorm. Der Hafer schafft stramme – und dennoch **Vitalität ist**
runde! – Konturen; die Hirseflocken kräftigen Bin- **enorm**
degewebe, Zähne, Nägel, Haar; die Feigen kurbeln die Verdauung an und versüßen die ganze Angelegenheit. Frucht- und

Traubenzucker des Honigs werden unmittelbar in die Blutbahn aufgenommen und spenden sofortige Energie, der Honig stärkt Magen und Herz, das zarte Öl des Sesams pflegt die Schleimhäute.

Auch Vollkornbrote und -brötchen, Butter, Honig, Rohmarmeladen ohne Zucker, vollwertige Brotaufstriche, Nuss- und Mandelmus (für Veganer statt Butter) gehören auf den Frühstückstisch.

> **„An apple a day keeps the doctor away"**
> Ein Apfel am Tag erspart den Arzt – weil er so viele Vitamine und Mineralstoffe liefert!

### Das Mittagessen – schnell soll's gehen

Oft muss es schnell gehen, als BerufstätigeR kann ich auch nicht stundenlang einkaufen, um exotische Zutaten zu besorgen. Satt machen soll es auch und abwechslungsreich soll es sein. Was koche ich also?

Am Anfang sollte immer ein bunter Salat stehen mit einem feinen Dressing aus gutem Öl, Zitronensaft, mit vielen Kräutern gewürzt. Wenn es ganz schnell gehen soll, stelle ich einfach verschiedene Gemüse auf den Tisch – les crudités –, und jeder stippt sich, was er oder sie mag, in einen herzhaften Dip. Als Hauptgericht kann es einen Auflauf geben, zum Beispiel einen Spinat-Hirse-Auflauf – den habe ich einmal in der Biolek-

Sendung zubereitet, mit großem Erfolg! – oder etwas mit Kartoffeln – Pellkartoffeln mit Quark und Leinöl ist nach wie vor mein Lieblingsgericht.

Ein Nachtisch ist mir mittags zu viel, stattdessen esse ich lieber am Nachmittag irgendeinen feinen Snack, natürlich aus Vollkorn.

## Das Abendessen – leicht soll's sein

Was geben statt Wurst? Muss ich eigentlich etwas komplett anders machen, um die Stoffe zu bekommen, die im Fleisch drin sind? Was serviere ich überzeugten Fleischfans (ich brauche meinen Schinken und das Steak!)? Wie sieht ein komplettes Abendessen aus?

Meine Meinung: Das Abendessen sollte leicht sein und möglichst nicht zu spät eingenommen werden. Ideal wäre gegen 18 Uhr, da ist die Verdauung am kräftigsten. **Das Abendessen: nicht zu spät** Natürlich kommt man wunderbar ohne Fleisch bzw. Wurst, überhaupt ohne tierisches Eiweiß aus. Abends sollten Kohlenhydrate bevorzugt werden, also etwa Kartoffeln, im Ofen gebacken, mit einem rasanten Dip, Nudeln, Hirse, Gemüse als Suppe oder Auflauf.

Wenn Brot, dann Vollkornbrot mit vegetarischen Aufstrichen: Kräuterbutter, Tomatenbutter, Olivenbutter, Champignonbutter, Grünkernpaste – fein gewürzt mit Majoran und Knoblauch, schmeckt wie feine Leberwurst.

19

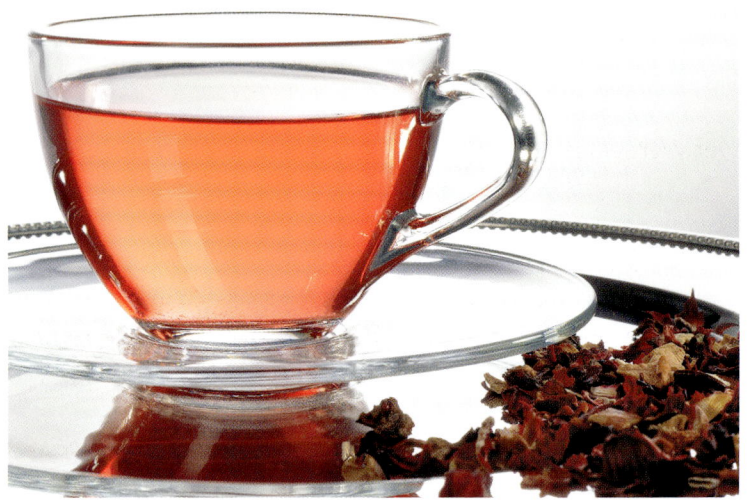

Oder einfach mal Tomatenscheiben und Schnittlauchröllchen aufs Butterbrot oder allerlei fein gehackte Kräuter quer durch den Garten plus Kräutersalz.

Als Getränk eignet sich ein Abendtee, also vielleicht Fenchel- oder Lavendeltee, Johanniskrauttee zum Beruhigen.

Ich trinke aber auch gern ein Bier oder ein Glas Rotwein – natürlich biologischen!

# Wichtiges zur Fettfrage

Der Wert eines Lebensmittels sinkt mit der Dauer seiner Zubereitung. Logischerweise werden Sahne und Butter, womöglich noch unpasteurisiert, neben den sogenannten kaltgepressten Pflanzenölen auf die ersten Plätze kommen. Auch die Fette, die wir essen, sollten lebendige naturbelassene Fette sein. Von lebendigen Fetten wird man nicht dick. Im Gegenteil, sie kurbeln den Stoffwechsel an.

Bei den Fetten sollten auch fettreiche Lebensmittel wie Nüsse erwähnt werden, die gesundes Fett, aber auch viel Eiweiß und B-Vitamine enthalten. Hier bieten sich an:

## Die Nüsse
- Cashewkerne
- Erdnüsse
- Haselnüsse
- Kokosnüsse
- Paranüsse
- Peca-Nusskerne – auch Pekan- oder Hickorynüsse genannt

- Pinienkerne
- Walnüsse. Walnüsse sollten in der Schale gekauft und gelagert werden. Den Walnüssen wird nachgesagt, dass sie Glücklichmacher sind – neben Bananen und (bitterer) Schokolade.
- Mandeln. Süße Mandeln (weiß blühend) und bittere Mandeln (rötlich blühend). Mandeln sind als einzige Nussart basisch.
- Pistazien

## Die Speiseöle

Bei den Speiseölen kommt es besonders auf die Qualität an. Das wichtigste Kriterium für die Kaufentscheidung ist die Art der Gewinnung. „Unsere" Öle sollten aus der ersten sogenannten Kaltpressung stammen, wo lediglich Reibungswärme auf die Öle einwirkt. Auf den Dosen oder Flaschen sollte stehen, dass die Öle „garantiert nicht raffiniert" wurden und ihre Samen aus ökologischer Herkunft stammen. So reduziert sich die Auswahl eines Öles auf den Geschmack, allerdings auch auf die Preisfrage, denn manche Ölsaaten bringen bei der Erstpressung nur eine geringe Ausbeute hervor. Öle aus Heiß- und Mehrfachpressungen, vor allem aus Extraktionsverfahren, bei denen Leichtbenzin zur absoluten Fettausbeute eingesetzt werden, werden sehr viel preiswerter an-

**Speiseöle: Die Art der Gewinnung ist wichtig**

geboten, sind aber erhitzt und mit zahlreichen unerwünschten Begleitstoffen verbunden.

Um aus ungenießbar genießbar zu machen, sind zahlreiche Reinigungsverfahren erforderlich, sie werden „Raffinationsverfahren" genannt. Das Ergebnis sind hygienisch einwandfreie, klare, neutral schmeckende, lagerfähige, hocherhitzungsfähige Öle, biologisch jedoch als tote Fabriköle anzusehen.

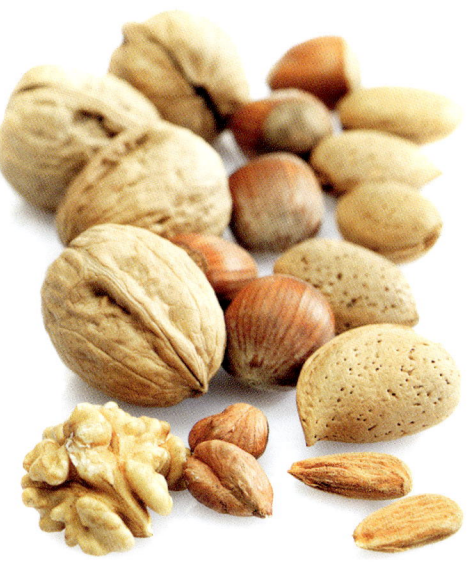

Auch für Bratvorgänge setzen wir in der Vollwertküche naturbelassene Öle ein – zumeist Sonnenblumenöl, Olivenöl, aber auch Butterschmalz. Die Qualitätseinbußen, die sie in der Bratpfanne bei mäßiger Hitze erleiden, sind keinesfalls vergleichbar mit den biologischen Schäden der Fabriköle.

# Womit würzen und salzen?

Wasser und Salz – zwei gleichberechtigte Partner – sind die Bausteine allen Lebens.

Wie Meersalz ist auch das aus dem Berg geschlagene Steinsalz aus allen Elementen zusammengesetzt, aus denen auch unser Körper besteht. Unser Blut ist eine Sole (Mischung aus Wasser und Salz), mit dem Urmeer identisch. Im Zuge der Industrialisierung indessen wurde das natürliche Salz „chemisch gereinigt", essenzielle Mineralien und Spurenelemente wurden entfernt. Von den ursprünglich 92 Elementen blieben ganze zwei übrig, nämlich Natrium und Chlorid, das unnatürlich isolierte Natrium-**Salz oft** chlorid, unser heutiges Kochsalz. Ähnlich wie beim **„weißes Gift"** weißen raffinierten Zucker wurde aus dem weißen Gold „weißes Gift", das dem Körper schadet.

Bei der entsetzlichen Verschmutzung der Meere kann man beim besten Willen kein Meersalz mehr empfehlen. Da bietet sich also das ursprüngliche Steinsalz an oder das Kristallsalz, das im Vergleich zum einfachen Steinsalz über Jahrmillionen enormen Druckverhältnissen ausgesetzt war und deshalb besonders gesundheitsfördernd sein soll. Man findet es heute noch in Salzbergwerken, dort, wo vor Millionen von Jahren die Urmeere durch Sonnenenergie ausgetrocknet wurden. Es ist so rein und naturbelassen wie die früheren Urmeere.

Ich zitiere aus Peter Ferreiras Buch „Wasser und Salz – die Essenz des Lebens", denn seine Aussagen leuchten mir sehr ein:

- Wasser und Salz sind die Urkräfte des Lebens.
- Salz ist für unseren Körper genauso lebensnotwendig wie Wasser.
- Kristallsalz enthält sämtliche Mineralien und Spurenelemente, aus denen der menschliche Körper besteht.
- Die meisten Menschen leiden an Salzarmut, obwohl sie mit Natriumchlorid übersättigt sind.
- Übrigens: Die Zugabe von Jod und Fluor erhöht die Aggressivität von Kochsalz.
- Eine Handvoll Quarzkristalle genügt schon, um Wasser wiederzubeleben.

Außer Kristallsalz benutze ich noch Kräutersalz. Bitte darauf achten, dass dieses kein Kochsalz enthält. Zu empfehlen zum Beispiel die Mischung aus Steinsalz, Bierhefe, Koriander, Knoblauch, Zwiebel, Muskatnuss, Dill, Sellerieblatt, Liebstöckel, Pfeffer, Basilikum, Thymian, Lauch, Wacholder, Schabziegerklee, Lorbeer.

Einige gesunde Würzmittel, die Ihnen vielleicht noch nicht bekannt sind:

*Gomasio:* Gerösteter Sesam

*Sojasoße (Tamari):* Salziges Würzmittel aus vergorenen Sojabohnen und Salz

*Tahin:* Salzige Paste aus gerösteten, gemahlenen Sesamkörnern

*Miso:* Gilt als das edelste Produkt aus der Sojabohne. Die Herstellung ist sehr aufwendig.

Ähnlich wie Sauerkraut enthält Miso lebendige Stoffe, die für eine gesunde Darmflora sorgen. Seine Enzyme stärken das Immunsystem und regen den Stoffwechsel an.

Besonders bei nasskaltem Wetter ist Miso ein regelrechter Muntermacher: Einfach Miso in heißem Wasser auflösen und trinken. Mit Tahin vermischt auch ein feiner Brotaufstrich.

Es ist wichtig, bei Miso auf die Qualität zu achten. Es gibt nämlich auch chemisch hergestellte, künstlich gereifte, aromatisierte Produkte.

Besonders für Süßspeisen zu verwenden: Cashewmus, Haselnussmus und Mandelmus.

Von mir selbst entwickelt: Barbaras Grüne Würze (s. rechts).

Auch die indische ayurvedische Küche hält eine Palette an Gewürzen von A–Z bereit: Anis, Asafötida, Bockshornklee, Kreuzkümmel, Schwarzkümmel, Ingwer, Kardamom, Koriander, Lorbeerblätter, Nelken, Pfeffer, Safran, Zimt, neben unseren heimischen Gewächsen wie Knoblauch und Zwiebel. Welche heilenden Kräfte allein der Zwiebel zugeschrieben werden, beweist ein indischer Spruch: „Solange weiße Zwiebeln im Haus sind, wagt sich keine Schlange hinein."

Ich habe mir mehrere kleine Mühlen in der Art einer Pfeffermühle zugelegt, in denen ich mir diese köstlichen Gewürze – auch und besonders den Schwarzkümmel – frisch über Salate etc. mahle.

Es lohnt sich, ein Buch über die ayurvedische Kochkunst und ihre Gewürze anzuschaffen.

## Barbaras Grüne Würze

Man kann sie auf Vorrat zubereiten: Sellerie, Möhren, Lauch, Petersilienwurzel und frische oder getrocknete Kräuter fein hacken – in Olivenöl kurz schmoren, mit Steinsalz oder Kräutersalz mischen (generell: $2/3$ Gemüse, $1/3$ Salz) und im Schraubglas im Kühlschrank aufbewahren.

Dieses eingesalzene Suppengrün hält sich wochenlang – je nach Salz- und Ölmenge. Je nachdem, ob man eine klare Suppe haben oder andere Gemüse damit garen will, rechnet man knapp oder reichlich 1 EL dieses Suppengrüns auf 1 l Wasser.

# Ich bin keine Suppenkasperin – ich liebe Suppen!

Sie schmeicheln Körper und Seele sommers wie winters. Die beiden folgenden Suppen eignen sich auch bestens als Hauptgericht.

### Borschtsch
*Zutaten:*

500 g rote Rüben ● 250 g Suppengrün ● 3 EL Sonnenblumenöl ● 1 l Gemüsebrühe ● 1 Msp. Honig ● 2 Zwiebeln ● 250 g Weißkohl ● 250 g Kartoffeln ● 1 Lorbeerblatt ● 6 Pfefferkörner ● 2 Nelken ● Kümmel ● 200 g Tomaten ● Kräutersalz ● Knoblauch ● 2 EL Obstessig ● Pfeffer ● 250 g saure Sahne

Die geputzten, gewaschenen, gut gebürsteten, ungeschälten roten Rüben und Suppengrün in Streifen oder Würfel schneiden. In Sonnenblumenöl anschmoren, Brühe und Honig hinzufügen, ca. 20 Minuten köcheln lassen. Gehackte Zwiebeln, fein geschnittenen Kohl, geschälte, gewürfelte Kartoffeln und Gewürze zugeben. Weitere 30 Minuten kochen. Für die letzten 10 Minuten die abgezogenen, gewürfelten Tomaten zugeben. Mit Kräutersalz, Knoblauch, Obstessig und Pfeffer abschmecken. Vor dem Anrichten saure Sahne unterrühren.

## Variation:

Borschtsch mit Petersilie und Dill bestreuen. Borschtsch kann man zu jeder Jahreszeit essen. Im Winter heiß, im Sommer mit einem Würfel Eis gekühlt.

### Indische Currysuppe mit Mandeln
#### Zutaten:

3 EL Dinkel- oder Kamutmehl ● 1½ l Milch ● 1 Zwiebel ● 1 grüne Pfefferschote ● 2 EL Sonnenblumenöl ● 1 – 1½ TL Kräutersalz ● Knoblauch ● Pfeffer ● Curry nach Geschmack ● 200 g süße Mandeln, blättrig geschnitten ● 125 g Sahne ● ½ TL Honig

In der heißen Pfanne ohne Fett das Mehl kurz rösten, abkühlen lassen. Die Milch unter Rühren zugießen, einige Minuten köcheln lassen. Die klein geschnittene Zwiebel und die klein geschnittene Pfefferschote in dem Öl golden dünsten, an die Suppe geben. Mit Kräutersalz, Knoblauch, Pfeffer und reichlich Curry abschmecken. Die gehackten süßen Mandelblättchen in der Pfanne ohne Fett rösten. Die Sahne mit dem Honig steif schlagen und unter die Suppe ziehen. Die Mandelblättchen drüberstreuen.

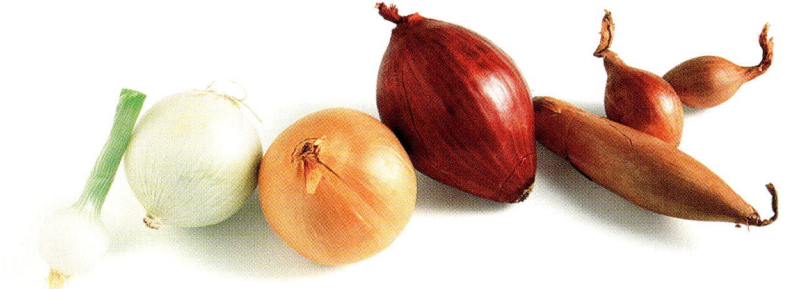

# Wissenswertes vom Getreide

Seit etlichen Tausend Jahren nutzen Menschen Getreide als Grundlebensmittel. Weltweit gesehen hat sich bis heute an der elementaren Bedeutung der Getreide für die menschliche Ernährung nichts geändert, leider sind viele Getreidearten bei uns in Vergessenheit geraten.

In der Vollwertküche spielt das Getreide jedoch eine wichtige Rolle. Die eigene Getreidemühle, vielleicht auch noch eine Flockenquetsche, sorgt für frisch gemahlenes Getreide, das die wichtigen Vitalstoffe enthält.

Wir können mittlerweile sechs Weizenarten, Dinkel, Roggen, Gerste, Hafer, Hirse, Mais, Reis und die Pseudogetreide Buchweizen, Amaranth und Quinoa nutzen.

## Einkorn – einkörnig

ist ein ausgezeichnetes Brotgetreide, allerdings kleben die Teige. Darum ist es ratsam, immer etwas Grießweizen (also Emmer, Hartweizen oder Kamut-Weizen) hinzuzunehmen. Auch als Getreidefrischkost ist Einkorn vom Geschmack her empfehlenswert. Sein Eiweißgehalt liegt zwischen 17 und 18 % (bei Weichweizen z. B. bei ca. 12 %).

## Emmer – zweikörnig

hat gute Klebereigenschaften, geeignet für Klöße, Pfannengerichte, Waffeln, Grießspeisen, Nudeln, Mürbegebäck.

## Hartweizen

gilt als „Spezialist für die Nudel- und Grießherstellung".
In der Vollkornküche ist der Hartweizen eine große Bereicherung, besonders wenn tierische Eiweiße weggelassen werden, die sonst in Speisen und Gebäcken für gute Bindung sorgen.

## Kamut

ist eine alte, besonders nährstoffreiche Weizensorte von hellgelber Farbe, besonders geeignet für süße Gebäcke, wie z.B. ein Rosinenbrot, Kuchen etc.

## Dinkel

Dinkel stellt einen hervorragenden Mehlweizen dar. Er eignet sich mit seinen guten Klebereigenschaften ausgezeichnet zum Brotbacken, für Feinbackwaren, für Nudeln.
Hildegard von Bingen lobt ihn über den grünen Klee!

## Grünkern

ist der unreif geerntete und gedarrte Dinkel, nicht backfähig. Seinen Platz hat er in der Vollwertküche für pikante Suppen, Soßen, Klöße, Pfannengerichte, „Fleischpflanzerl" – diese sind, gut gewürzt, geschmacklich kaum von den tierischen zu unterscheiden.

## Weichweizen
### (auch Saat- oder Backweizen genannt)

Hier haben wir ihn nun, den „Weltmeister" aller Getreide. Bei Nahrungsmittelhilfen für Hungernde steht Weichweizen stets an erster Stelle. Er spielt auch in der Vollkornküche die größte Rolle. Er eignet sich zum Beispiel als Brotgetreide, für Feinbackwaren, als Getreidefrischkost, für Suppen, Soßen, Klöße und Pfannengerichte.

## Roggen

In der Vollkornküche wird Roggen nach wie vor als das Getreide für unser Alltagsbrot geschätzt. Es bedarf allerdings einiger Erfahrung, um z. B. ein Mehrstufen-Sauerteigbrot in der „Eigenbrötelei" herzustellen. Außerdem schätzen wir Roggen für Pfannen- und Eintopfgerichte. Wer den etwas herben Geschmack mag, wird ihn auch zum Frischkornbrei verwenden.

## Gerste

Als Beimischung zu Weizenarten auch zum Brotbacken geeignet, für Getreidefrischkost, Pfannengerichte, Überbackenes und als gekeimte Samen über Salate gestreut.

## Hafer

Nur Nackthafer sollten wir in der Vollkornküche einsetzen, weil er über die volle Keimfähigkeit verfügt. Hafer gilt als sehr nähr- und vitalstoffreiches Getreide, mit einem relativ hohen Fettgehalt von 7 – 8 %. Er ist wie Gerste ein Breigetreide und allein nicht backfähig. Aber wenn kleberstarke Weizenarten eingesetzt werden, kann 15 – 20 % Hafer-Vollkornmehl zugegeben werden. Ansonsten gibt es zahlreiche Verwendungsmöglichkeiten für Nackthafer: z.B. selbst gepresste Flocken für das Getreidefrühstück, Haferklößchen, Haferkekse, gekeimte Haferkörner als Salat.

## Hirse

als Breigetreide ist allein nicht backfähig, aber sehr vielseitig in der Vollkornküche einzusetzen, als Ganzkorn gegart, süß oder salzig, mit oder ohne Obst/Gemüse. In Kombination mit gut backfähigen Weizenarten, Ölsaaten, Butter und Sahne lassen sich auch Hirseklößchen und Hirsegebäcke herstellen.

## Mais

Der Naturkosthandel hält verschiedene Feinheitsgrade an Maisgrieß (Polenta) bereit. Um stets frische Ware zu erhalten, sollten Sie auf das Abpack- bzw. Aufbrauchdatum achten oder noch besser selbst mahlen. Mais ist zwar kein einheimisches Getreide, dennoch eine Bereicherung in der Vollkornküche und in der

Zubereitung sehr vielseitig. Als Breigetreide ist Mais nicht backfähig, mit anderen Getreiden kombiniert, mit Ölsaaten angereichert, lassen sich aber köstliche Pfannengerichte, Waffeln, Aufläufe zubereiten.

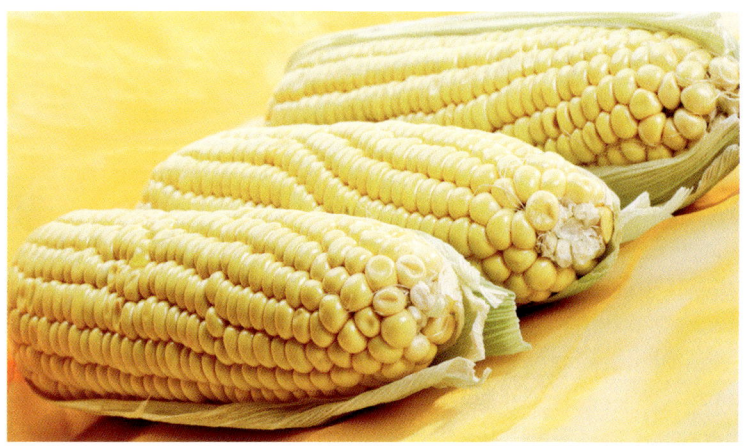

### Reis

Wir können Reis zu grobem Schrot oder feinem Vollkornmehl **Viele Möglichkeiten der Speisenzubereitung** mahlen. Damit eröffnen sich wieder neue Möglichkeiten für die Speisenzubereitung: Pfannengerichte, Klöße, Suppen, Soßen und auch Gebäcke in Kombination mit anderen bindefähigen Lebensmitteln. Reis allein ist nicht backfähig.

Es wird empfohlen, Reis vor der Zubereitung einzuweichen, Ganzkorn länger, Schrot kürzer. Entsprechend dem Prinzip der schonenden Speisenzubereitung sollte vermieden vermieden, Kochflüssigkeiten wegzuschütten, denn viele Bestandteile sind wasserlöslich. Die Wassermenge sollte deshalb so bemessen sein, dass das Getreide am Ende des Koch- und Quellvorganges alles aufgesogen hat. Damit bleiben Nährstoffe und Geschmack erhalten.

## Buchweizen

Die Samen enthalten keinen Kleber, sodass Buchweizenmehl nicht backfähig ist. In der Haushaltsgetreidemühle lässt sich sehr feines Mehl herstellen, es ist hell, fast weiß und hat gute Quell- und Bindekraft, ideal für Gebäcke und Buchweizen-pfannkuchen.

Zu erwähnen sind noch die Pseudogetreide *Amaranth* und *Quinoa*.

## Amaranth …

ist ein Fuchsschwanzgewächs.

Seine Samen haben einen großen Nähr- und Vitalstoffreichtum: etwa 18 % Eiweiß mit essenziellen Aminosäuren, 8 % Fett mit 3,3 % Mineralstoffen. Als Brotfrucht ist Amaranth nicht geeignet, weil die Klebereiweiße fehlen. In den Anbauländern werden

Fladengebäcke, Breie, Gemüsespeisen, Süßspeisen und süßes Gebäck sowie Fruchtschnitten hergestellt.

### Quinoa …

ist der peruanische Name für ein Reismeldegewächs.

Die Inhaltsstoffe der Quinoa-Samen sind beachtlich: 11 – 20 % **Die Inhalts-** Eiweiß, 50 – 60 % Stärke, 4 – 6 % Fett, 4 % Faserstoffe **stoffe sind** und 3,3 % Mineralstoffe. Zum Brotbacken eignet **beachtlich** sich das kleberarme Quinoa-Mehl nur mit Zusatz von mindestens 25 % einer Weizenart.

Quinoa lässt sich wie Reis garen, als Zutat zu Getreide-, Süßspeisen und Suppen einsetzen. In der Getreidemühle kann feines Mahlgut erzeugt werden.

### Empfehlungen für die Getreideküche

- Die Getreidelagerung im Haushalt macht keine Probleme, wenn kleine Mengen kühl und trocken in offenen Gefäßen, Leinen- oder Jutesäcken aufbewahrt werden.
- Für die Zubereitung von Ganzkorngerichten empfiehlt sich pro Person ca. 50 g, also 200 g für 4 Personen.
- An Kochflüssigkeit wird für Reis, Hirse und die Körnerfrucht Buchweizen im Allgemeinen die 2-fache Menge vorgesehen. Ganzkorn aus den Weizenarten (auch

Grünkern), Gerste, Hafer und Roggen benötigt weniger Kochwasser, weil die harten Samen nicht so saugfähig sind.

- Ganzkorngetreide sollte grundsätzlich vor dem Kochprozess mehrere Stunden eingeweicht werden (die weichen Sorten mehrere Stunden, die harten Sorten über Nacht).

- Bei Verarbeitung von Schroten und Mehlen für Pfannengerichte, Klöße, Waffeln usw. empfiehlt es sich ebenfalls, das Schrot/Mehl vorher einzuweichen.

## Getreidegerichte

Hier einige Getreide-Grundrezepte und Variationen zu Buchweizen, Grünkern, Hirse, Mais und Weizen:

### *Buchweizenbrei*

*Zutaten:*

250 g Buchweizen ● $\frac{1}{2}$ l Gemüsebrühe ● 1 klein gehackte Zwiebel ● 2 EL Sonnenblumenöl ● gemahlener Koriander ● 1 Prise geriebene Muskatnuss ● Selleriepulver ● Oregano ● Kräutersalz ● Pfeffer ● Knoblauch nach Geschmack ● geriebener Käse

Den Buchweizen grob schroten. 2 Stunden in der Gemüsebrühe einweichen. Die Zwiebel in Öl golden dünsten, an den Buchweizen geben und alles mit den Gewürzen abschmecken. Bei kleiner Hitze in 25 Minuten garen. Mit geriebenem Käse bestreut servieren, z. B. mit Gemüse oder einem Salat.

## Variationen:

- Unter den erkalteten Buchweizenbrei geriebenen Käse und 1 Eigelb geben, Teig abschmecken und Klöße formen. In kochendem Wasser gar ziehen lassen. (Die Klöße sind fertig, wenn sie hochsteigen, nach ca. 5 Minuten.) Mit zerlassener Butter servieren oder eine Tomaten- oder Pilzsoße dazu reichen.

- Die ausgequollene Masse noch heiß auf ein gefettetes Backblech streichen, mit 1 Prise geriebener Muskatnuss oder Muskatblüte bestreuen, Butterflöckchen draufsetzen und im Ofen 10 Minuten überbacken. In Quadrate, Rechtecke oder Rauten schneiden. Mit einer pikanten Sauce servieren.

### Grünkernmasse

(für Knödel, Küchlein, Füllungen und Aufstriche)

### Zutaten:

250 g Grünkern • 1 Lorbeerblatt • 2 Eier • 1 TL Kräutersalz • 1 TL Senf • Pfeffer • $\frac{1}{2}$ TL Paprikapulver, edelsüß • 2 TL gerebelter Majoran • 2 Knoblauchzehen (zerquetscht) • 1 TL oder mehr Sojasoße (Tamari)

Den fein gemahlenen Grünkern und das Lorbeerblatt in 300 ml Wasser aufkochen. Es muss ständig gerührt werden, bis sich die Masse vom Topfboden löst. Die Eier und alle Gewürze in den heißen Teig einarbeiten und pikant abschmecken.

Mit nassen Händen Küchlein (Puffer, Bratlinge) formen und diese in der Pfanne in heißem Olivenöl auf beiden Seiten knusprig braten. Dazu Tomatensoße.

*Oder:* Zu kleinen Klößchen formen, diese auf ein fertiges Gemüse- oder Kartoffelgericht setzen, Butterflöckchen draufgeben und geriebenen Käse, 10 Minuten im Ofen überbacken.

*Oder:* „Königsberger Klopse" (tennisballgroß) daraus machen, diese in kochendes Salzwasser legen, 10 Minuten ziehen lassen und mit Kapernsoße servieren. **„Königsberger Klopse" – vegetarisch**

### Hirsebrei

200 g Hirse 1 – 2 Stunden in 400 – 450 ml Wasser einweichen, danach aufkochen, mit Minimalhitze 10 Minuten leise köcheln lassen. Möglichst nicht den Deckel öffnen und nicht umrühren, damit die Hirsekörner nicht zusammenkleben. Alle Flüssigkeit sollte aufgesogen sein.

Pikant oder süß mit den entsprechenden Zutaten weiterverarbeiten, hier ein Rezept für ein pikantes Gericht:

### Hirse-Gemüse-Auflauf
*Zutaten:*

1 Zwiebel • 2 EL Olivenöl • 200 g Hirse • ½ l Gemüsebrühe • 1 Lorbeerblatt • Salbei • Rosmarin nach Geschmack • Pfeffer • 500 g beliebiges, gegartes Gemüse (z.B. Möhren, junge Erbsen, Lauch, Spinatblätter, Rosenkohl, Blumenkohlröschen, Champignons)

*Guss:*

250 g Sahne • 2 Eier • Knoblauch • 1 Prise geriebene Muskatnuss • evtl. Kräutersalz • 100 g geriebener Käse (Parmesan oder Bergkäse)

*Außerdem:*

Butterflöckchen zum Überbacken

Die gehackte Zwiebel in Öl andünsten, die Hirse zugeben und mitdünsten. Gemüsebrühe, Lorbeerblatt, Salbei, Rosmarin und Pfeffer zugeben, 5 Minuten kochen und die Hirse ausquellen lassen. Mit dem Gemüse nach Wahl vermischen. Die Masse in eine gebutterte Auflaufform füllen. Alle Zutaten für den Guss verquirlen, über die Hirse gießen. Mit Käse bestreuen und Butterflöckchen draufsetzen. Im Ofen bei 200 °C etwa 20 Minuten überbacken (sind die Zutaten kalt, 30 Minuten).

*Weitere Hirsevariationen für Hirn, Herz und Humor:*

- Hirse gemischt mit gedünstetem Gemüse, pikant mit Knoblauch abgeschmeckt, mit geriebenem Käse bestreut
- Hirse vermischt mit gebratenen Pilzen, abgeschmeckt mit Sojasauce, mit Petersilie bestreut
- Hirse mit gehackten Zwiebeln, Kreuzkümmel und Curry in Olivenöl gebraten
- Hirse in gedünsteten Kohlrabi, in Tomaten, Gurken, Paprikaschoten, Piroggen gefüllt oder in Mangoldblätter gewickelt, in einer Auflaufform mit Sahne und Käse überbacken; dazu eine Zitronensoße
- Hirsering mit Gemüse gefüllt; dazu die gegarte Hirse in eine gefettete Ringform füllen, dann auf eine vorgewärmte Platte stürzen und mit dem gegarten Gemüse (z. B. Möhren, Lauch, Zwiebeln) füllen
- Hirse mit Kräutersalz und Pfeffer, Eigelb und dem steif geschlagenen Eiweiß vermischt, mit geriebenem Käse bestreut im Ofen überbacken
- Hirse süß mit Zimt, Honig, Pflaumenmus und 1 Stückchen Butter in der Mitte
- Hirse als süßer Auflauf – mit Aprikosen, Stachelbeeren, Johannisbeeren, Äpfeln, eingemachten oder frischen Kirschen oder Pflaumen, mit Eigelb und steif geschlagenem Eiweiß vermischt im Ofen überbacken, dazu heiße Holundersoße. Dies sind nur ein paar Beispiele …

*Quinoa* wird wie Hirse verarbeitet.

## Polenta

250 g groben Maisgrieß 30 – 60 Minuten in 1 l Wasser einweichen. Danach ankochen und bei geringster Hitzezufuhr unter Rühren 5 – 8 Minuten köcheln, dann einige Minuten auf der heißen Herdplatte auskühlen lassen.
Entweder pikant oder süß weiterverarbeiten.

## Variationsmöglichkeiten:

- Mit $\frac{1}{2}$ TL Kräutersalz würzen, 1 – 2 EL Butter unterziehen und mit 2 EL geriebenem Käse bestreuen.
- Diese Masse auf ein mit kaltem Wasser abgespültes Blech streichen, in Rechtecke, Quadrate oder Rauten schneiden, auf jedes ein Stückchen Butter, eine Scheibe Käse und etwas geriebenen Parmesan geben und kurz im Ofen überbacken.
- Unter die steife Polenta 250 g mit 250 g saurer Sahne und Kräutersalz pikant abgeschmeckten Quark rühren, für ein paar Minuten in den heißen Backofen stellen. So ist aus der Polenta das rumänische Nationalgericht „Mamaliga" geworden.
- Die fertige Polenta mit bissfest gegartem Gemüse vermischen, mit Kräutersalz, Pfeffer und Muskat abschmecken, 1 Stich Butter und etwas Sahne unterrühren und mit viel gehackter Petersilie bestreut servieren.

Und hier noch ein einfaches, aber leckeres Weizengericht:
*Weizenspeise aus Marokko*
*Zutaten:*
2 Tassen Weizenkörner ● $2/3$ TL Kräutersalz ● 1 TL schwarzer Pfeffer ● 1 TL gemahlener Kümmel ● 1 TL (oder weniger) Chilipfeffer ● 3 EL Öl ● 4 Tomaten ● Basilikum ● Butterflöckchen

Die ganzen Weizenkörner in $1^1/2$ l Wasser über Nacht einweichen. Weizenkörner im Einweichwasser zum Kochen bringen (evtl. etwas Wasser zugeben, es soll 2 Fingerbreit über dem Weizen stehen). Hitze drosseln, auf kleiner Flamme eine halbe Stunde garen. Nun Kräutersalz, Pfeffer, Kümmel, Chilipfeffer (Vorsicht, ist sehr scharf!) und das Öl zugeben. Auf kleiner Flamme noch ca. 15 Minuten schmoren. Der Weizen soll knackig sein. Nun die halbierten Tomaten auf die Oberfläche der Weizenspeise setzen. Tomaten mit Kräutersalz, Pfeffer und Basilikum bestreuen, Butterflöckchen draufsetzen. Deckel draufgeben. Bei niedriger Hitze ziehen lassen, bis die Tomaten gar sind.

## Bei Kartoffeln entwickle ich Suchtverhalten!

Glücklicherweise spricht es sich inzwischen herum, dass Kartoffeln, richtig zubereitet, also in der Schale gebacken oder gekocht (mit so wenig Wasser wie möglich), keine Dickmacher sind.

Obwohl uns Kalorien in der Vollwertkost ja nicht interessieren (da Vollwertkost eben nicht dick macht): 100 g Kartoffeln enthalten nur 85 – 95 Kalorien! – dafür aber sehr viel Vitamin A, E und C, fast alle Vitamine der B-Gruppe und wertvolles Eiweiß, ferner große Mengen Kalium, Kalzium, Magnesium, Mangan, Eisen, Kupfer, Phosphor, Schwefel.

**Kartoffeln sind eine ideale Entwässerungsdiät** Kalium und Kalzium neutralisieren das Natrium, das wir meist in zu großen Mengen im Kochsalz zu uns nehmen. Kartoffeln helfen also, zu viel Natrium auszuscheiden, sie sind eine ideale Entwässerungsdiät. Der Magnesiumanteil in den Kartoffeln stärkt Herz und Nerven.

Zu meinen Lieblingsspeisen gehören nach wie vor die in der Schale gebackenen Kartoffeln mit frischer Butter oder Leinöl und etwas Salz.

### Italienische Kartoffel-Gnocchi mit Salbei

*Zutaten:*

500 g gekochte Pellkartoffeln (gepellt) ● 700 g rohe Kartoffeln (geschält) ● 2 Eier ● 150 g Weizenmehl ● Kräutersalz und Pfeffer ● 1 Prise geriebene Muskatnuss

*Außerdem:*

2 EL Butter ● 1 Handvoll frische Salbeiblätter (zur Not getrocknete) ● 100 g geriebener Parmesan

Heiße, gepellte Kartoffeln reiben, die rohen, geschälten Kartoffeln ebenfalls reiben und zugeben, danach Eier, Mehl und Gewürze. Alles zu einem Teig verkneten. Den Teig ½ Stunde ruhen lassen. Zu einem Strang drehen, dann 2 cm dicke Scheiben abschneiden und zwischen den Händen zu Gnocchi (Nockerl) drehen. Gnocchi in Salzwasser kochen (etwa 10 Minuten), bis sie

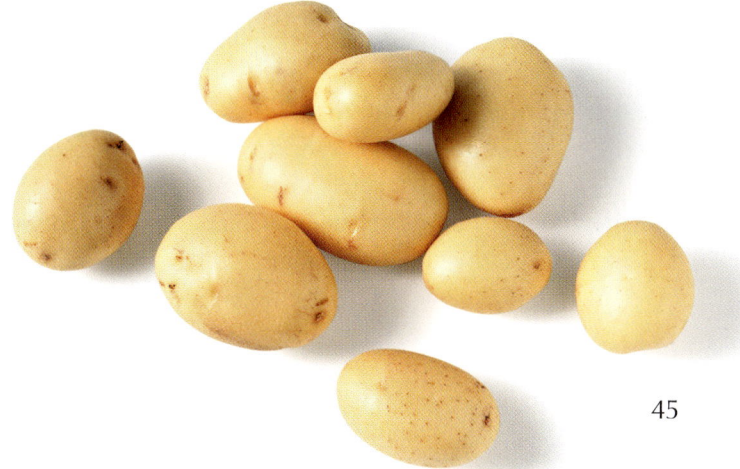

an die Wasseroberfläche kommen, dann abschöpfen. Butter zerlassen, Salbeiblätter hineinstreuen und kurz braten. Gnocchi zugeben und vermischen. Gnocchi in eine vorgewärmte Schüssel geben und mit geriebenem Käse bestreut servieren. Oder in einer köstlichen Gorgonzolasoße servieren.

### In der Schale gebackene Kartoffeln

- Pro Person 1 – 2 große Kartoffeln gut bürsten, mit dem Messer ein Kreuz einschneiden, damit sie nicht platzen. Auf ein geöltes Backblech setzen und bei 200 °C im Ofen je nach Größe 45 – 60 Minuten backen (Stricknadelprobe machen).
- Ich stecke in die Einschnittstelle vor dem Backen Zweiglein frischen Rosmarins oder gerebelte Trockenkräuter oder streue Kümmelkörner hinein.
- Haben Sie wenig Zeit, schneiden Sie die Kartoffeln vor dem Backen quer durch, bepinseln die Schnittflächen mit Öl und legen die Kartoffeln mit der Schnittfläche aufs Blech (halbe Backzeit).
- Wollen Sie die Kartoffeln weich, bepinseln Sie die Schale mit Öl, andernfalls werden sie knusprig.
- Serviert werden die Kartoffeln mit Butter (oder Leinöl), Kräutersalz und einem großen Klacks saurer Sahne, mit Schnittlauch und/oder Dill bestreut. Und nicht vergessen, die Pfeffermühle drüberzudrehen.

## Was Sie über Brot wissen sollten

- Roggenbrote werden nicht so schnell alt wie Misch- oder Weizenbrote.
- Brot schimmelt am ehesten bei Wärme und hoher Luftfeuchtigkeit, also Brot kühl und trocken aufbewahren und nicht von der Luft abschließen. Brot muss „atmen" können.
- Angeschnittene Brotlaibe mit der Schnittfläche auf Holzbrettchen stellen.
- Brotbehälter mit Holzrosten auslegen, das Brot kann dann besser atmen.
- Brot nicht im Kühlschrank aufbewahren, es trocknet schneller aus.
- Wenn Sie Brote backen: Hefeteig muss sich beim Gehen in etwa verdoppeln, mit Sauerteig angesetzter Teig dagegen vergrößert sich nur um ca. ein Drittel. Wenn man leicht mit dem Finger auf den Teig drückt, muss sich die Delle sofort wieder glätten (gilt für beide Teigarten).
- Ihr Brot ist gar, wenn sich beim Dagegenklopfen mit den Fingerknöcheln ein hohles Geräusch ergibt.

### Einfaches Weizenbrot mit Hefe

*Zutaten:*

1 kg Weichweizenmehl • 1 Päckchen Hefe (40 g) • 1 TL Honig •
$\frac{1}{4}$ l Milch • 1 EL Salz • Butter

Mehl (auch Dinkelmehl möglich) in die Rührschüssel geben, in die Mitte die Hefe krümeln, mit dem Honig und ein paar Löffeln der erwärmten Milch und etwas vom Mehl zu einem „Vorteig" kneten, mit einem Tuch zudecken und an einem warmen Ort $\frac{1}{2}$ Stunde gehen lassen.

Restliches Mehl, $\frac{1}{4}$ l Wasser und Salz zugeben und 10 Minuten kneten. Brot formen – einen Laib oder auch ein längliches Baguette –, mehrmals quer einschneiden. Brot auf ein gefettetes Backblech setzen und noch einmal etwa 1 Stunde gehen lassen. Bei 200 °C 45 Minuten backen. Noch warm mit zerlassener Butter bepinseln.

Hier das Rezept für mein Roggenvollkornbrot mit Gewürzen, das

### Barbara-Rütting-Brot

*Zutaten:*

1 kg Roggen, fein gemahlen • 1 kg Roggen, grob gemahlen (geschrotet) • 300 g Sauerteig • 1 EL Salz • 2 EL Fenchel • 2 EL Leinsamen • 2 EL Kümmel • 2 EL Koriander (von allen Gewürzen die ganzen Körner)

Die Versäuerung des Teiges erfolgt in drei Stufen. Das Wichtigste ist, den Teig über die gesamte Gärzeit bei 30 °C „zu führen", wie der Fachausdruck lautet.

Mehl/Schrot in eine große Schüssel geben, in die Mitte den Sauerteig. Diesen mit $\frac{1}{3}$ von 1 l lauwarmem Wasser und $\frac{1}{3}$ des Mehl-Schrot-Gemisches verrühren, an warmem Ort (möglichst bei 30 °C) gehen lassen. Nach einigen Stunden das 2. Drittel Wasser zugeben, mit dem 2. Drittel des Mehl-Schrot-Gemisches verrühren, wieder warm stellen.

Wieder nach einigen Stunden das restliche Wasser zugeben, mit dem restlichen Mehl-Schrot-Gemisch verrühren bzw. verkneten, noch mal warm stellen und (am besten über Nacht) mit einem feuchten Tuch bedeckt gehen lassen.

Am nächsten Morgen riecht der Teig angenehm säuerlich. 1 Portion (ca. 300 g) Sauerteig vom Teig abnehmen und für das nächste Backen einfrieren. Salz und Gewürze zugeben, eventuell noch etwas Wasser, und gründlich kneten, bis sich ein glänzender Kloß bildet. Sie können nun den Kloß, wenn Sie wollen, teilen und 2 Brote aus der Menge formen. Brot auf einem gefetteten Blech 2 Stunden gehen lassen. Mit einem Messer kreuzweise einschneiden. Dann bei 200 °C backen – 1 großes Brot 1 $\frac{1}{2}$ Stunden, 2 kleine Brote 1 Stunde. Wenn Sie mit dem Knöchel gegen die Brote klopfen, muss es hohl klingen, dann sind sie fertig.

Dieses Brot ist ziemlich fest. Wünschen Sie es lockerer, backen Sie es in der Kastenform, dann können Sie mehr Wasser nehmen – am besten ausprobieren. Teig in die gefettete Form füllen, mit nasser Hand glatt streichen, die Form gut zudecken, wieder warm stellen und noch einmal möglichst 2 Stunden gehen lassen. In diesem Fall in den kalten Ofen schieben, 30 Minuten bei 225 °C anbacken, dann bei 200 °C noch mindestens 1 Stunde nachbacken.

In jedem Fall sollte man das Brot gründlich auskühlen lassen und frühestens am nächsten Tag anschneiden.

Wenn Sie halb Roggen, halb Weizen nehmen, wird das Brot lieblicher.

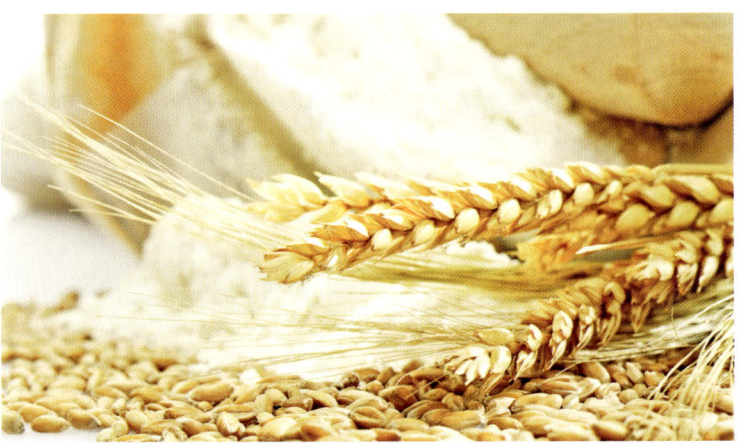

# Gemüse „quer durch den Garten"

Lust auf „Ratatouille" – „Gemüse quer durch den Garten"? Die Ratatouille ist angeblich eine Wortschöpfung armer französischer Bauern. In die Ratatouille wird hineingeschnippelt, was in Garten und Feld gerade an Gemüse und Kräutern wächst – Gemüse quer durch den Garten eben. So schmeckt keine Ratatouille wie die andere – aber immer köstlich.

Frische Gemüse und viele Kräuter wie Kerbel, Schnittlauch, Estragon, Zitronenmelisse, Borretsch, Dill, Sauerampfer, Salbei, Rosmarin, Petersilie und Knoblauch sind die Basis für köstliche Gerichte, nicht zu vergessen die besonders vitalstoffreichen Wildgemüse und -kräuter – wie Bärlauch, Brennnessel, Giersch, Spitzwegerich und viele andere.

Jedes Gemüsegericht wird zu einem exotischen indischen Curry, wenn Sie ihm je nach Geschmack beigeben: frische Ingwerwurzel (klein geschnitten oder Ingwerpulver), Kurkuma, zerstoßenen Kardamom, zerstoßenen Kümmel, Curry.

Übrigens: 5 Portionen Obst und Gemüse täglich sollen ideal sein.

## Mein Gemüsetopf

*Zutaten:*

4 Tomaten • 3 Paprikaschoten • 2 Möhren • 2 Sellerieherzen (Bleichsellerie) • 1 Blumenkohl • 1 Tasse frische Erbsen

*Außerdem:*

2 EL Öl • 1 Zwiebel • ½ TL Oregano • 2 Knoblauchzehen • 1 TL Kümmel • Pfeffer • 1 EL gehackte Petersilie • 2 Eier • Kräutersalz • 4–6 EL geriebener Käse

Ich nehme immer, was es gerade Frisches gibt.
Gemüse (außer Erbsen) zerkleinern. Das Öl erhitzen, alles Gemüse und die gehackte Zwiebel hineingeben, würzen. Etwas Wasser dazu, nicht zu weich schmoren. Die Eier mit etwas Kräutersalz verrühren, über die Masse gießen, stocken lassen. Mit dem Käse bestreuen.

Oder den geriebenen Käse unter die schaumig geschlagenen Eier rühren, mit Kräutersalz abschmecken und die Masse über das Gemüse gießen. Im vorgeheizten Ofen bei 200 °C 20 Minuten überbacken.

Die Variationsmöglichkeiten sind zahllos. Sie können die Eiermasse weglassen, die Gemüse nur in dem Öl mit etwas Brühe und Gewürzen gar schmoren und dazu Petersilienkartoffeln reichen oder ein Reis- oder

**„Variieren" heißt die Devise**

Hirsegericht. Oder das fertige Gemüsegericht mit dem Reis- oder Hirsegericht mischen.

Am Schluss Knoblauch, Petersilie und einen Stich Butter dranzugeben schadet nie.

Und schwelgen in Paprika, Koriander, Muskat, Rosmarin und Thymian, Basilikum, Oregano und anderen frischen Kräutern!

### Provençalisches Gratin
*Zutaten:*

4 mittlere Zwiebeln • 3 EL Olivenöl • Kapern nach Geschmack • $\frac{1}{2}$ kg Kartoffeln • $\frac{1}{2}$ kg Tomaten • Kräutersalz • Pfeffer • Thymian • 2 – 3 EL Olivenöl • 200 g geriebener Gruyère (Bergkäse tut's auch)

Die Zwiebeln in Scheiben schneiden und im Öl dünsten. Kapern zugeben und kurz mitdünsten. Gebürstete, gewaschene Kartoffeln mit der Schale und die Tomaten in dünne Scheiben schneiden. In eine gebutterte Auflaufform eine Schicht Tomaten geben, mit Salz, Pfeffer und Thymian bestreuen, dann eine Schicht Kartoffelscheiben, ebenfalls würzen, darauf eine Schicht Zwiebeln. Mit Öl beträufeln und mit $\frac{1}{2}$ Glas Wasser übergießen. Dick den geriebenen Käse drüberstreuen. Im Ofen bei 220 °C etwa 30 Minuten backen.

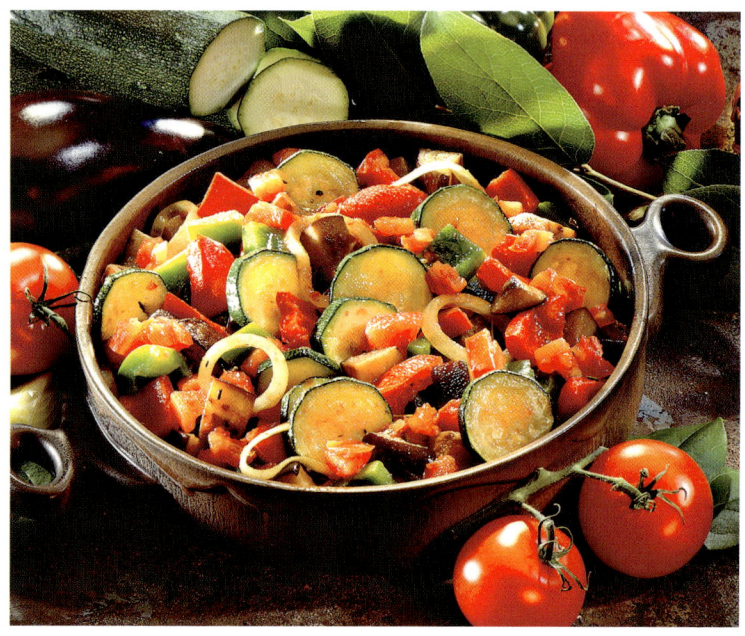

*Mein Tipp für die Verwendung von Gemüseresten:*
Gemüsereste in Öl mit Zwiebelwürfeln und Gewürzen nach Geschmack kurz dünsten. Dann eine Mischung aus Eiern, Sahne und geriebenem Käse, mit Kräutersalz, einer Spur Curry oder Paprika gewürzt, drübergießen. Deckel draufsetzen, stocken lassen.

# Nudeln und Quiche

Nudeln selbst herzustellen, macht der ganzen Familie Spaß, ist aber zeitaufwendig. Im Bioladen finden Sie eine riesige Auswahl – selbstverständlich nehmen wir nur Vollkornnudeln … Die machen glücklich, aber nicht dick, weil sie keine leeren Kohlenhydrate enthalten!

Fettuccine Alfredo, nach dem berühmten Koch Alfredo in Rom, ist mein Favorit unter den Nudelgerichten:

## Fettuccine Alfredo

### Zutaten:

500 g gegarte Hartweizen-Bandnudeln • 3 EL Butter • 125 g Sahne • Kräutersalz • Pfeffer • Knoblauch (ich nehme 3 Zehen) • 200 g frisch geriebener Parmesan • Schnittlauch und/oder Petersilie

Die abgetropften Nudeln in die zerlassene Butter geben. Sahne zugießen, mit Salz und Pfeffer abschmecken, durch die Presse gedrückten Knoblauch untermischen. Alles noch einmal erhitzen. Kurz vor dem Servieren den geriebenen Parmesan und die gehackten Kräuter untermengen, die Pfeffermühle drüberdrehen.

## Quiche-Grundrezept

### Zutaten:

250 g Dinkel, fein gemahlen • 125 g kalte Butter • 1 Ei • 2 – 3 EL Wasser oder Sahne • 1 TL Kräutersalz • etwas Paprikapulver

Das Mehl auf ein Brett sieben, die Butter in Stücken darauf verteilen. Mit Ei, Wasser oder Sahne, Salz und Paprikapulver zu einem Teig verkneten. Den Teig gut 30 Minuten kühl gestellt ruhen lassen. Dann eine Springform einfetten, den Teig ausrollen und die Form damit auskleiden. Die Quiche, je nach Art des Belages, zwischen 35 und 60 Minuten bei 200 °C backen.

Ist der Mürbeteig sehr fett, braucht die Form nicht eingefettet zu werden.

Wenn Sie die Quiche aus dem Ofen nehmen, etwas abkühlen lassen, bevor Sie sie anschneiden.

## Lauch-Quiche

### Zutaten:

1 Quicheboden nach Grundrezept • 1 kg Lauch • 2 EL Olivenöl • Kräutersalz • Pfeffer • 3 EL Sahne • 3 Eier • 2 TL Curry • 4 EL geriebener Gruyère oder Bergkäse • Butterflöckchen

Den Lauch in Stücke schneiden und in Öl kurz andünsten
(ca. 5 Minuten), dann würzen.
Sahne, Eier, Curry und Käse
verrühren, mit dem etwas
abgekühlten Lauch mischen.
Auf den Quicheboden geben,
Butterflöckchen draufsetzen
und die Quiche bei 200 °C
30 Minuten backen.

## Quiche-Variationen:

- Tomaten-Quiche
- Mangold-Quiche
- Quiche mit Gemüse
- Spinat-Quiche

# Kuchen und Desserts

Frische Früchte, Feigen und Nüsse, ein Stück Käse – das kann ein wunderbarer Abschluss eines gelungenen Essens sein. Wenn die Zunge sich aber mal nach raffinierteren Genüssen sehnt, sollte man sie ruhig damit verwöhnen.

**Am besten und für mich selbstverständlich: frisch gemahlenes Vollkornmehl verwenden** Verwende ich Mehl für meine Kuchen und Nachtische, ist das selbstverständlich frisch gemahlenes Vollkornmehl. Das Mehl aus dem vollen Korn lässt den Teig etwas dunkler aussehen – aber jeder, der hineinbeißt, schwärmt von seinem makronenähnlichen Aroma. Und Kuchen und Desserts süße ich selbstverständlich mit Honig, süßen Früchten oder Trockenfrüchten statt mit raffiniertem Fabrikzucker. Warum kein Zucker? Neben seiner Eigenschaft als Vitamin- und Kalkräuber macht der industriell hergestellte Zucker Vollkornprodukte und Frischkost unverträglich!

Der Honig spendet unmittelbar Energie. Und die in den Nachtischen – und Kuchen – verwendeten Früchte liefern zahlreiche Vitamine, Mineralstoffe und die Magen und Darm anregenden Fruchtsäuren und Faserstoffe.

## *Weizenvollkornwaffeln*
### *Zutaten:*

200 g fein gemahlener Weichweizen, Hartweizen oder Dinkel
● ¼ l (reichlich) halb Wasser, halb Milch – oder nur Wasser mit
etwas Sahne (der Teig muss von der Schöpfkelle laufen) ● Butter
zum Ausfetten des Waffeleisens

Das Mehl mit Milch/Wasser/Sahne gut verquirlen, den Teig mindestens 10 Minuten ruhen lassen. Das Waffeleisen erhitzen, mit
dem Pinsel das Eisen leicht einfetten. Je 1 Schöpfkelle voll Teig
in das Waffeleisen füllen, backen. Die Waffeln warm halten (auf
einem Rost oder im Ofen) oder abkühlen lassen. Je nach Waffeleisen ist die Backdauer verschieden. Bei den automatischen
können Sie zwischen „weich" und „knusprig" wählen. Ich backe
die Waffeln knusprig auf Stufe 4. Beim beschichteten Eisen
braucht man nur leicht mit einem gebutterten Pinsel drüberzu-
fahren. Übrigens: Die Waffeleisenhersteller behaupten, dass die
Teflonbeschichtung nur gesundheitsgefährdend ist, wenn sie bis
auf 400 °C (versehentlich) erhitzt wird.

Diese einfachen Waffeln, die bei mir zum Sonntagsfrühstück
gehören, werden zu Schlemmerwaffeln mit Aufstrichen wie Butter, Honig, Sesam, Nuss- und Mandelmus, Fruchtpürees, Vanille
und Zimt.

Eine fantastische Wegzehrung, die durch einen regelrechten Schub an B-Vitaminen die Leistungsfähigkeit steigert, haben die Indianer erfunden. Die Indianer nehmen – oder nahmen wenigstens früher – auf lange Wanderungen kleine Kugeln mit, die aus frisch gemahlenem Weizenschrot und Wasser zubereitet waren. Der Ernährungswissenschaftler Eduard Brecht hat diese Indianerkugeln sozusagen gesellschaftsfähig gemacht, er hat sie verfeinert mit Nussmus und Honig. Besonders Kinder sind verrückt nach ihnen. Wenn ich Kinderbesuch bekomme, ist die erste Frage: Hast du Indianerknödel?

### *Indianerknödel*
*Zutaten:*

250 g Weizen, Dinkel oder Kamut, fein gemahlen ● Honig und Nussmus nach Geschmack ● evtl. Kakao, Zimt, Vanille

Ich vermenge alle Zutaten gut und drehe daraus Kugeln, so groß wie Murmeln. Manchmal wälze ich sie in Kakao, manchmal mische ich auch gleich etwas Zimt oder Vanille drunter, ehe ich sie forme.
Nun sollten sie eigentlich trocknen. Dazu kommt es aber nie, weil irgendeiner sie vorher aufisst …

60

# Nachwort

Nachdem Sie durch diesen Miniratgeber hoffentlich Lust auf eine gesunde Ernährung bekommen haben, möchte ich Ihnen noch ein paar Dinge ans Herz legen, wie Sie sich selbst und der Umwelt durch eine vollwertige Ernährung Gutes tun können:

- Biologisch erzeugte Produkte kaufen.
- Gentechnikfreie Produkte kaufen.
- Nichts kaufen, was E-Nummern enthält (Lebensmittelzusatzstoffe) – Farbstoffe, Konservierungsmittel, Antioxidanzien, Emulgatoren, Stabilisatoren, Säuerungsmittel, Gelierverdickungsmittel und Geschmacksverstärker.
- Selbst Gemüse biologisch anbauen (sofern Garten vorhanden).
- In Naturkostläden oder Reformhäusern nach biologischen Produkten fragen.
- Gleichgesinnte in der Nachbarschaft suchen und gemeinsam Einkaufsgemeinschaften organisieren.
- Direkteinkauf beim Bauern tätigen.
- Einen Partyservice mit Vollwertgerichten nutzen oder vielleicht sogar selber organisieren.

Viele von Ihnen wissen, dass ich Vegetarierin bin. Die wichtigsten Gründe:

Ich möchte nicht für Leiden und Tod von Tieren verantwortlich sein.

Die Umwelt wird durch (Massen-)Tierhaltung stark geschädigt (Verbrauch/Verschmutzung von Luft, Wasser, Boden).

Bei vegetarischer Ernährung gäbe es viel weniger Hunger in der Welt.

Vegetarische Ernährung ist gesund.

Unser Essen muss köstlich schmecken, hinreißend aussehen und gesund sein! Sie können genießen – ohne Reue, „dem Körper Gutes tun, damit die Seele Lust hat, darin zu wohnen".

*Ihre*

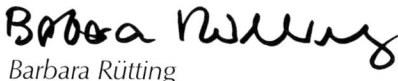

Barbara Rütting

# Rezeptverzeichnis

# Die Autorin

Barbara Rütting, Jahrgang 1927, ist Schauspielerin, Bestsellerautorin und Gesundheitsberaterin. *Die* Expertin für gesunde Ernährung, speziell für vegetarische Vollwertkost, engagiert sich im Umwelt- und Tierschutz und sitzt für die Grünen im Bayerischen Landtag. Sie lebt in der Nähe von Rosenheim. Bei Herbig und nymphenburger veröffentlichte sie die erfolgreichen Ratgeber „Essen wir uns gesund" (mit zahlreichen Rezepten; ihre hier aufgeführten Lieblingsrezepte entstammen diesem Buch), „Lachen wir uns gesund", „Bleiben wir schön gesund", ihre Memoiren „… und dennoch" und „Ich bin alt und das ist gut so".

# Kompetente *Ratgeber*
# Praktische *Hilfe*

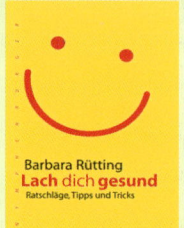

Barbara Rütting
**Lach dich gesund**
Ratschläge, Tipps und Tricks

ISBN 978-3-485-01077-1
64 Seiten, farb. Abb.

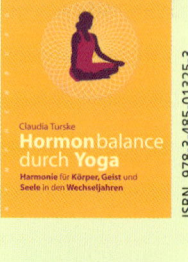

Claudia Turske
**Hormon**balance
durch **Yoga**
Harmonie für Körper, Geist und
Seele in den Wechseljahren

ISBN 978-3-485-01325-3
64 Seiten, farb. Abb.

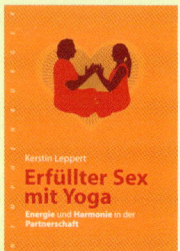

Kerstin Leppert
**Erfüllter Sex
mit Yoga**
**Energie** und **Harmonie** in der
**Partnerschaft**

ISBN 978-3-485-01334-5
64 Seiten, farb. Abb.

Wenchu Jin
Katharina Waibel
**Tinnitus
Heilbuch**
Das Selbstheilungs-Programm aus
dem medizinischen QI Gong

ISBN 978-3-485-01139-6
64 Seiten, farb. Abb.

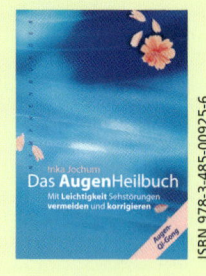

Inka Jochum
**Das Augen**Heilbuch
Mit **Leichtigkeit** Sehstörungen
**vermeiden** und **korrigieren**

ISBN 978-3-485-00925-6
56 Seiten, farb. Abb.

Inka Jochum
**Nie mehr müde**
Mit **Leichtigkeit** mehr Lebensenergie
nach der Methode von
Zhi Chang Li

ISBN 978-3-485-00896-9
64 Seiten, farb. Abb.

Inka
Jochum **Neue
Lebensenergie**
Die 5 Qi-Gong-Basisübungen
nach Meister Li Zhi-Chang

ISBN 978-3-485-01048-1
64 Seiten, farb. Abb.

Inka Jochum
**Nie wieder
erschöpft**
Sanfte Übungen zur **körperlichen**
und **geistigen Erholung**

ISBN 978-3-485-01362-8
64 Seiten, farb. Abb.

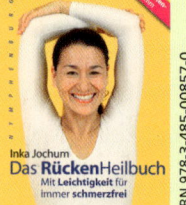

Inka Jochum
**Das Rücken**Heilbuch
Mit **Leichtigkeit** für
immer **schmerzfrei**

ISBN 978-3-485-00857-0
56 Seiten, farb. Abb.

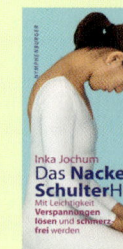
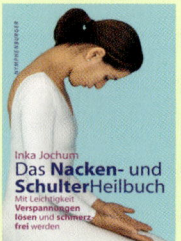

Inka Jochum
**Das Nacken- und
Schulter**Heilbuch
Mit **Leichtigkeit
Verspannungen
lösen** und **schmerz-
frei** werden

ISBN 978-3-485-01158-7
64 Seiten, farb. Abb.

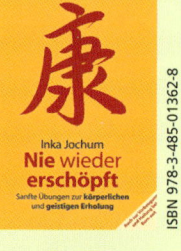

Inka
Jochum
**Mehr
Beweglich-
keit**
Das persönliche
**Aufbau**programm
für **Muskeln, Sehnen**
und **Gelenke**

ISBN 978-3-485-01090-0
64 Seiten, farb. Abb.

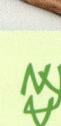